Kobika Thillainathan
Janani Jeyachandran
Inoka Uluwaduge

Preservação in vitro da glicose no sangue

Kobika Thillainathan
Janani Jeyachandran
Inoka Uluwaduge

Preservação in vitro da glicose no sangue

Eficácia do fluoreto de sódio e da acidificação de amostras de sangue e seu impacto no diagnóstico do diabetes

ScienciaScripts

Imprint

Any brand names and product names mentioned in this book are subject to trademark, brand or patent protection and are trademarks or registered trademarks of their respective holders. The use of brand names, product names, common names, trade names, product descriptions etc. even without a particular marking in this work is in no way to be construed to mean that such names may be regarded as unrestricted in respect of trademark and brand protection legislation and could thus be used by anyone.

Cover image: www.ingimage.com

This book is a translation from the original published under ISBN 978-620-2-00507-4.

Publisher:
Sciencia Scripts
is a trademark of
Dodo Books Indian Ocean Ltd. and OmniScriptum S.R.L publishing group

120 High Road, East Finchley, London, N2 9ED, United Kingdom
Str. Armeneasca 28/1, office 1, Chisinau MD-2012, Republic of Moldova, Europe
Printed at: see last page
ISBN: 978-620-7-78727-2

Índice:

Agradecimentos

Qualquer projeto deste tipo não pode ser concluído sem a ajuda de muitas pessoas. Gostaríamos de prestar um agradecimento especial, caloroso e apreciado às pessoas abaixo indicadas que tornaram a nossa investigação bem sucedida e nos ajudaram em todos os pontos a atingir o nosso objetivo.

Em primeiro lugar, agradecemos à nossa supervisora, a Dra. Inoka Uluwadugae, (Professora Sénior/Coordenadora do Programa de Licenciatura em Ciências Laboratoriais Médicas, Departamento de Ciências da Saúde Aliadas, Faculdade de Ciências Médicas, Universidade de Sri Jayewardenepura) pelo seu apoio e assistência vitais desde o início do nosso estudo. O seu encorajamento tornou possível alcançar o sucesso.

Gostaríamos também de expressar a nossa gratidão, com grande apreço, ao Dr. W.W.A.A.Wijayasiri e a todo o pessoal do Departamento de Medicina Comunitária da Faculdade de Ciências Médicas da Universidade de Sri Jayewardenepura pelo seu valioso apoio e orientação na análise dos dados.

Gostaríamos também de agradecer a todo o pessoal académico e não académico da Unidade do Programa de Licenciatura em Ciências Laboratoriais Médicas, Departamento de Ciências da Saúde Aliadas, Faculdade de Ciências Médicas, Universidade de Jayewardenepura, cujos serviços tornaram a nossa investigação um sucesso.

A nossa gratidão é também expressa à Dra. T.S.P. Samaranayaka, (Chefe do Departamento, Centro de Prática Familiar, Universidade de Sri Jayewardenepura) pela sua autorização para a realização da nossa investigação no Centro de Prática Familiar.

Gostaríamos também de agradecer a todos os membros da equipa do Centro de Prática Familiar da Universidade de Sri Jayewardenepura por terem prestado uma assistência técnica competente na recolha de amostras.

Por último, gostaríamos de agradecer a todos os que contribuíram para que este projeto fosse concluído com êxito

Capítulo 1

1. Introdução

A medição exacta da glucose no sangue é vital numa série de condições clínicas e uma dessas condições é a Diabetes Mellitus.

A diabetes mellitus, ou simplesmente diabetes, é uma doença crónica que ocorre quando o pâncreas deixa de ser capaz de produzir insulina ou quando o organismo não consegue utilizar corretamente a insulina que produz. A insulina é uma hormona produzida pelo pâncreas, que actua como uma chave que permite que a glicose dos alimentos que ingerimos passe da corrente sanguínea para as células do corpo para produzir energia. A insulina ajuda a glicose a entrar nas células. A incapacidade de produzir insulina ou de a utilizar eficazmente leva ao aumento dos níveis de glucose no sangue (conhecido como hiperglicemia). A longo prazo, os níveis elevados de glucose estão associados a danos no organismo e à falência de vários órgãos e tecidos[1].

Estimativas recentes indicam que havia 171 milhões de pessoas com diabetes no mundo no ano 2000 e prevê-se que este número aumente para 366 milhões em 2030[2].

Os principais tipos de diabetes mellitus incluem: diabetes tipo 1: Geralmente é causada por uma reação autoimune em que o sistema de defesa do organismo ataca as células P que produzem insulina, diabetes tipo 2: Caracteriza-se por resistência à insulina e deficiência relativa de insulina, podendo uma ou ambas estar presentes na altura em que a diabetes é diagnosticada, diabetes gestacional: Uma forma de diabetes que consiste em níveis elevados de glucose no sangue durante a gravidez. Existem ainda outros tipos específicos de diabetes[1,3].

1.1 Diferentes métodos de diagnóstico

Durante muitos anos, o único método recomendado para o diagnóstico da diabetes foi a demonstração direta da hiperglicemia através da medição do aumento da concentração de glicose no plasma[4].

Em 2009, o Comité Internacional de Peritos, composto por membros nomeados pela Associação Americana de Diabetes (ADA), a Associação Europeia para o Estudo da Diabetes e a Federação Internacional de Diabetes (IDF), recomendou que a diabetes fosse diagnosticada através da medição da HbA1c, que reflecte as concentrações de glicose no sangue a longo prazo[5] . A ADA e a Organização Mundial de Saúde (OMS) aprovaram a utilização da HbA1c para o diagnóstico da diabetes[6, 7] .

Os testes para detetar a diabetes tipo 2 em pessoas assintomáticas, anteriormente controversos, são agora recomendados para as pessoas em risco de desenvolver a doença[7, 8] . A ADA propõe que todas as pessoas assintomáticas com mais de 45 anos de idade sejam rastreadas num centro de saúde. De acordo com a ADA, a avaliação da HbA1c, da glucose plasmática em jejum (FPG) ou do teste oral de tolerância à glucose (OGTT) de 2 horas é adequada para o rastreio[7] . A IDF recomenda que o serviço de saúde de cada país decida se deve implementar o rastreio da diabetes[9] . O FPG é o teste habitualmente utilizado para o rastreio. Em contrapartida, o Comité Internacional de Peritos e a ADA recomendaram que a HbA1c pode ser utilizada para o rastreio da diabetes[5,7,10] . Em comparação com a medição da glicose no plasma, a medição da HbA1c não está facilmente disponível em todo o mundo e é incomportável na maioria dos países de baixo e médio rendimento[6] .

1.2 Definição e diagnóstico de diabetes mellitus e pré-diabetes

O diagnóstico, o tratamento e a avaliação do risco de desenvolver diabetes requerem uma medição exacta da glicose. Os valores de corte fixos da glucose plasmática são utilizados para classificar os doentes e para gerir a doença. Quase todos os valores-limite de concentração atualmente definidos foram derivados de dados de glucose plasmática utilizando tubos de fluoreto de sódio[11] .

A definição de diabetes mellitus proposta pela Associação Americana de Diabetes e pela Organização Mundial de Saúde (OMS) exige mais do que duas estimativas independentes da concentração de glucose no plasma em jejum > 7,0 mmol/l (126 mg/dl), da concentração aleatória de glucose no plasma > 11,1 mmol/l (200 mg/dl) ou da concentração de tolerância à glucose 2 h pós-oral > 11,1 mmol/l. Estes critérios de diagnóstico precisos foram incorporados em directrizes nacionais e internacionais[2, 12] .

Diz-se que as pessoas cujos níveis de glicemia são elevados, mas não tão elevados como os das pessoas com diabetes, têm tolerância à glucose diminuída (normalmente designada por IGT) ou glicemia de jejum diminuída (IFG). A IGT é definida como níveis elevados de glucose no sangue após uma refeição, enquanto a GJI é definida como níveis elevados de glucose no sangue após um período de jejum. O termo "pré-diabetes" também é utilizado para descrever pessoas com estas condições - uma "zona cinzenta" entre os níveis normais de glucose e a diabetes .[1]

1.3 Condições pré-analíticas e análise da glucose plasmática

A perda de glucose das amostras de sangue total após a colheita é provavelmente uma fonte significativa de erro nos laboratórios clínicos. No sangue total, a glucose é degradada pelas enzimas glicolíticas nos eritrócitos e leucócitos[13, 14, 17] . A glicólise é catalisada por enzimas citosólicas solúveis e processa-se através de uma série de intermediários fosforilados, começando com a síntese de glucose-6-fosfato (Glc-6-P). Este processo envolve 10 reacções distintas catalisadas por enzimas. O piruvato, um ácido de três carbonos, é o produto final da glicólise; formam-se 2 moles de piruvato por mole de glucose[15] .

A taxa de redução da glucose, que se calcula ser em média de **5%-7%/h** [aproximadamente 0,6 mmol/L (10 mg/dL)][16] - , varia com a concentração de glucose, a temperatura, a contagem de leucócitos e outros factores[17] . Estas reduções na concentração de glucose conduzirão a resultados falsos negativos no diagnóstico da diabetes entre a grande proporção da população que tem concentrações de glucose próximas do limite superior do intervalo de referência normal[12] .

Embora a glucose seja medida no sangue total, no soro e no plasma, a concentração de glucose no plasma é recomendada para o diagnóstico[12] . A OMS também recomenda o plasma venoso[2] .

A redução da glicose no sangue total pode ser minimizada através de três técnicas: (1) a glicose deve ser medida imediatamente após a colheita através de um teste próximo do doente, (2) o plasma deve ser imediatamente separado, (3) a amostra deve ser colhida num recipiente com inibidores glicolíticos e colocada em água gelada até ser separada antes da análise[2] .

O inibidor glicolítico mais comum utilizado nos recipientes de colheita de sangue é o fluoreto de sódio. Foram também propostos vários inibidores da glicólise, para além do fluoreto de sódio, para minimizar a perda de glucose, como o iodoacetato[38] , o ácido cítrico[12, 19, 22] , o gliceraldeído[30, 31, 32, 33,

[34] e a D-manose[26, 27, 28, 29] . A ADA recomenda a utilização de um tubo que contenha um inibidor da glicólise rapidamente eficaz, como o tampão citrato, para a colheita de amostras de sangue. Está ainda documentado que não se deve confiar em tubos que contenham apenas inibidores da enolase, como o fluoreto de sódio, para evitar a glicólise[12] .

Antecedentes

O fluoreto de sódio é o conservante mais utilizado para a medição da glicose no sangue venoso devido à sua ação inibidora da glicólise. O fluoreto actua principalmente através da inibição da enolase na via glicolítica. O flúor inibe fortemente a enzima na presença de fosfato inorgânico. A espécie inibidora é o ião fluorofosfato, que, quando ligado ao magnésio, forma um complexo com a enolase e inativa a enzima[18] . O flúor inibe a enolase, uma enzima que se encontra muito a jusante na via glicolítica. As enzimas a montante da enolase permanecem activas e continuam a metabolizar a glicose até os substratos serem consumidos. Assim, ficou provado que a ação antiglicolítica do flúor tem pouco ou nenhum efeito sobre a taxa de glicólise durante as primeiras 1-2 horas e demonstrou-se que interrompe completamente a glicólise às quatro horas[16] .

A técnica comum utilizada na conservação da glucose no sangue envolve a adição de fluoreto de sódio (NaF) juntamente com oxalato de potássio ($K_2C_2O_4$) aos tubos de sangue[4] . O fluoreto é um anticoagulante fraco porque se liga ao cálcio; no entanto, pode ocorrer coagulação após várias horas, pelo que é aconselhável utilizar uma mistura combinada de fluoreto e oxalato[15] . O ácido etilenodiaminotetracético (EDTA) também parece ser utilizado juntamente com o fluoreto de sódio em vez do oxalato de potássio na prática laboratorial atual.

É necessário um substituto simples e eficaz para o fluoreto de sódio, devido à redução da concentração média de glucose no sangue em 4% - 5% às 2 horas, mesmo após a adição de fluoreto de sódio[16, 19, 35] . A acidificação do sangue utilizando o tampão citrato/ácido cítrico é uma técnica emergente a utilizar na medição da glucose no sangue venoso[19, 20, 21, 22] .

A glicólise é uma via química dependente do pH. As duas enzimas activas nas fases iniciais da glicólise são a hexoquinase e a fosfofrutoquinase, apresentando um pico de atividade a pH 8. A atividade de ambas as enzimas diminui rapidamente quando o pH se afasta do ótimo. Praticamente não se observa qualquer atividade a um pH inferior a 7. O componente citrato/ácido cítrico actua como um tampão e estabiliza o pH do sangue a um nível não fisiológico de 5,3 - 5,9, inibindo assim a glicólise[23] .

Capítulo 2

2. Justificação

A situação da Diabetes mellitus no Sri Lanka é[3] :

- Prevalência padronizada para cingaleses **com idade > 20 anos - 10,3%**

- A prevalência na população urbana foi de **16,4%**

- A prevalência na população rural foi de **8,7%**

- A prevalência de pré-diabetes na população urbana e rural foi de **11,5%**

- A prevalência global de alguma forma de disglicemia (problemas de açúcar) foi de **21,8%**

A técnica atualmente utilizada para o diagnóstico da diabetes mellitus no Sri Lanka é a medição da glucose plasmática obtida a partir de tubos que contêm fluoreto de sódio e oxalato de potássio. No entanto, na configuração do laboratório do Sri Lanka, as técnicas mencionadas nas directrizes da OMS para minimizar a perda de glicose na amostra de plasma não parecem ser práticas.

Apesar de várias investigações efectuadas em diferentes partes do mundo, parece que não foram realizados estudos relacionados com a eficácia do fluoreto de sódio nos laboratórios médicos do Sri Lanka. Por conseguinte, este estudo foi realizado para validar a utilização de fluoreto de sódio como conservante da glicose no sangue no laboratório local e o resultado deste estudo pode sensibilizar os técnicos de laboratório para a ineficácia do fluoreto de sódio e pode também ajudar a decidir sobre um método simples e mais fiável para conservar a concentração de glicose no sangue venoso.

Este método deve também ser eficaz a baixas concentrações (quantidade insignificante para evitar efeitos de diluição), estar amplamente disponível, ser pouco dispendioso, dissolver-se completa e rapidamente no sangue, ser inofensivo e estável à temperatura ambiente. A adição de ácido cítrico parece ter as características acima mencionadas, mais do que qualquer outro agente antiglicolítico proposto, e ser a escolha de eleição[22] .

O ácido cítrico é um ácido orgânico fraco com a fórmula química $C_6H_8O_7$. É utilizado principalmente como acidificante e como agente quelante. Encontra-se amplamente disponível na forma de pó à temperatura ambiente, o que minimiza os efeitos de diluição quando combinado com o sangue. Dissolve-se rapidamente, pelo que a sua ação tem um início rápido. O EDTA-2Na (etilenodiaminotetracetato dissódico) pode ser adicionado ao ácido cítrico como agente de enchimento ou auxiliar de granulação. Dado que o EDTA-2Na tem uma atividade anticoagulante do sangue, é igualmente útil para esse efeito[22].

A utilização de ácido cítrico juntamente com EDTA-2Na é consideravelmente viável e seria uma alternativa adequada à utilização de NaF / K2C2O4 na preservação da glucose no sangue em ambiente laboratorial.

Capítulo 3

3. Quadro concetual

Principais factores que afectam a determinação da glicose no sangue

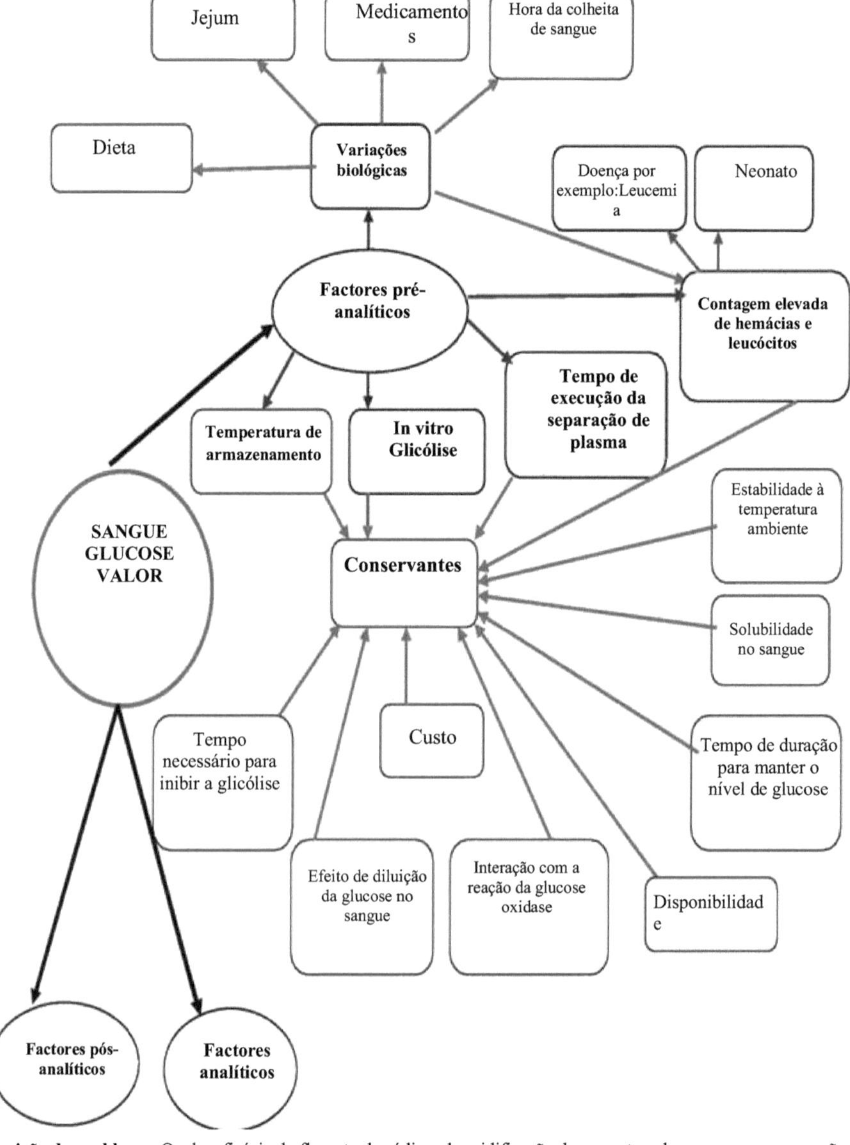

Descrição do problema: Qual a eficácia do fluoreto de sódio e da acidificação das amostras de sangue na preservação da glucose sanguínea em ambiente laboratorial?

Capítulo 4

4. Revisão da literatura

4.1 Introdução

A revisão da literatura foi efectuada numa perspetiva mais ampla para encontrar estudos sobre a eficácia do fluoreto de sódio como conservante na medição da glucose no sangue e foi utilizada uma pesquisa alargada na Internet para descobrir se foram efectuados estudos anteriormente.

Uma pesquisa na Internet revelou vários estudos sobre a eficácia do fluoreto de sódio como conservante, a comparação do fluoreto de sódio com vários outros inibidores da glicólise e novos aditivos.

4.1.1 Diabetes mellitus

A diabetes é uma doença comum. Estima-se que a prevalência atual a nível mundial seja de aproximadamente 250×10^6 , prevendo-se que atinja 380×10^6 até 2025[24] . Os três principais tipos de diabetes - diabetes tipo 1, diabetes tipo 2 e diabetes gestacional - ocorrem quando o corpo não consegue produzir insulina em quantidade suficiente ou não consegue utilizar a insulina de forma eficaz[1] .

A determinação da glucose no sangue é um dos testes de diagnóstico clínico mais comuns[2] e a medição exacta e precisa da glucose no sangue é de grande importância no diagnóstico e gestão da diabetes.

4.1.2 Factores pré-analíticos que afectam a determinação da glucose

Os químicos clínicos dos laboratórios hospitalares e das empresas de diagnóstico fizeram grandes progressos na melhoria da medição da glucose. Com a utilização de métodos enzimáticos e analisadores sofisticados com sistemas ópticos, electrónicos, manuseamento de fluidos e outros componentes estáveis, os laboratórios clínicos atingem habitualmente uma imprecisão (coeficiente de variação) laboratorial surpreendentemente baixa de 1% - 2%. Em contrapartida, as questões pré-analíticas relacionadas com a medição da glucose ainda não foram resolvidas[13] .

A perda de glucose dos recipientes de amostras é um problema grave e subestimado[13] . As diminuições das concentrações de glucose no sangue total ex *vivo* devem-se à glicólise. A taxa de glicólise - que se diz ser em média de **5%-7%/h** [aproximadamente 0,6 mmol/L (10 mg/dL)][16] - varia com a concentração de glicose, a temperatura, a contagem de leucócitos e outros factores[17] como o ácido ascórbico. O ácido ascórbico diminui os valores de glucose ao retardar o desenvolvimento da cor[25] . Estas diminuições da concentração de glucose conduzirão a diagnósticos de diabetes falhados na grande proporção da população que tem concentrações de glucose próximas dos pontos de corte para o diagnóstico de diabetes.

O manuseamento de amostras de sangue colhidas para análise da glucose tem sido pouco estudado nos últimos anos, talvez reflectindo uma crença errada de que a utilização de NaF resolveu os problemas pré-analíticos. Há muitos anos que se sabe que a perda de glicose pode ser evitada colocando os tubos de colheita de sangue imediatamente numa pasta de gelo, centrifugando as amostras com um atraso mínimo numa centrífuga refrigerada e removendo o plasma imediatamente. No entanto, a utilização de uma pasta de gelo não é uma solução prática nos cuidados de saúde modernos[13] . Por outro lado, a utilização do anticoagulante do sangue total em combinação com vários inibidores da glicólise, tais como a D-manose[26, 27, 28, 29] , o tampão citrato[12, 19, 22] e o gliceraldeído[30, 31, 32, 33, 34] , para a preservação das concentrações de glucose no plasma, está ainda a ser estudada.

4.2 Eficácia da utilização do fluoreto de sódio na medição da glucose plasmática

O inibidor glicolítico mais comum utilizado nos recipientes de colheita de sangue é o fluoreto de sódio. Embora seja o conservante mais utilizado, os resultados seguintes revelam que o NaF tem pouco ou nenhum efeito na taxa de glicólise durante as primeiras 1 a 2 horas ou mais após a colheita de sangue[16] .

Chan *et al.1989*, esforçou-se por estudar se o fluoreto de sódio é um conservante eficaz da glucose no sangue. Comparou o plasma tratado com fluoreto de sódio com o plasma tratado com heparina. Seguiu a perda glicolítica de glicose ao longo do tempo e concluiu que o fluoreto de sódio é lento mas eficaz na preservação da glicose no sangue, não tendo qualquer efeito na primeira hora, mas abrandando consideravelmente a glicólise na segunda hora e inibindo-a mais ou menos completamente na quarta hora. É eficaz na preservação da glucose no sangue durante pelo menos três dias; no entanto, para amostras analisadas no espaço de 1 hora após a colheita, o fluoreto de sódio não é necessário[16] .

Existem estudos realizados para avaliar a eficácia do NaF/K2C2O4 em comparação com amostras de soro obtidas a partir de tubos separadores de gel[35, 36] . De acordo com Waring *et al*, a diferença absoluta entre os tubos de soro gel e os tubos de NaF / K2C2O4 foi de 0,23 mmol/l e a diferença relativa foi de 4,7%. A diferença relativa ou proporcional pode, pelo menos em parte, resultar do efeito de diluição do NaF / K2C2O4 no tubo de colheita; a presença de 0,1 ml de NaF / K2C2O4 numa amostra de 2,7 ml deveria causar um efeito de diluição de 3,7%. Estes resultados indicaram que um viés associado à utilização de tubos de NaF / K2C2O4 pode ter um impacto significativo na prevalência da hiperglicemia em jejum, de acordo com os critérios de diagnóstico actuais[35] .

Resultados semelhantes de Michael *et al* mostram que a utilização de fluoreto de sódio como estabilizador dos níveis de glucose no sangue resulta numa redução estatisticamente significativa de 4,2% nos valores de glucose no sangue quando comparados com os valores recolhidos num tubo com ativador de coágulos e separador de gel de soro e centrifugados nos 20 minutos seguintes à recolha. O número de participantes identificados com IFG utilizando os tubos centrifugados foi de 4 ou 1,56%, e o número identificado com tubos NaF foi de 1 ou 0,39%. Um *teste t* de amostras emparelhadas não mostrou significância no número identificado com IFG com os dois métodos de processamento[36] .

Em contraste com estes estudos, Gambino *et al* verificaram que as concentrações de glucose no plasma eram 0,9% mais elevadas ($P < 0,001$) do que as concentrações de glucose no soro em 90 amostras emparelhadas, quando as amostras de sangue emparelhadas para soro e plasma foram colhidas e armazenadas à mesma temperatura ambiente e centrifugadas no mesmo tempo decorrido após a punção venosa. No entanto, a concentração de glucose ligeiramente mais elevada no plasma é inesperada, uma vez que o menor teor de água do plasma em comparação com o soro deveria produzir resultados de glucose plasmática mais baixos. Este resultado sugere que a coagulação consome glucose[19] .

De acordo com a literatura, poucos estudos avaliaram a eficácia do NaF / K2C2O4 em comparação com amostras de sangue com heparina de lítio[16, 37]. Chan *et al* verificaram que a diminuição da glucose nos tubos contendo NaF era semelhante à dos tubos contendo heparina durante a primeira hora[16]. Sudjaroen também mencionou que o tubo heparinizado com lítio pode substituir o NaF, se o plasma for analisado imediatamente, o que pode poupar custos, reduzir o tempo de execução e diminuir os erros de rotulagem de vários tubos de colheita de sangue[37].

4.3 Vários outros tipos de inibidores da glicólise utilizados para a preservação da glicose no sangue

Estudos anteriores introduziram vários inibidores da glicólise e compararam com o NaF na preservação da glucose no sangue.

4.3.1 Ácido cítrico / tampão citrato

Em 1988, Uchida *et al* publicaram uma descrição completa dos estudos experimentais em que se baseou a patente. A acidificação inibe a hexoquinase e a fosfofrutoquinase, enzimas que actuam no início da via de Embden-Meyerhof. A glicólise é instantaneamente inibida nos eritrócitos, leucócitos e plaquetas quando o pH do sangue é mantido entre 5,3 e 5,9 com um tampão de citrato. O efeito inibidor da acidificação é sustentável durante cerca de 10 h a 25 °C, pelo que se adicionou uma pequena quantidade de NaF para manter o efeito inibidor durante mais tempo e adicionou-se EDTA para quelar o magnésio e inibir ainda mais a atividade enzimática. A composição final do seu reagente inibitório foi uma mistura granular de ácido cítrico, citrato trissódico, EDTA dissódico e NaF numa proporção gravimétrica de 3,4:1,6:4,8:0,2. Foram adicionados dez miligramas desta mistura a cada mililitro de sangue total[22].

Um estudo recente demonstrou que a acidificação do sangue com tampão citrato inibe a glicólise *in vitro de* forma muito mais eficaz do que o fluoreto. A concentração média de glucose em amostras armazenadas a 37 °C diminuiu apenas 0,3% às 2 h e 1,2% às 24 h, quando o sangue foi recolhido em tubos contendo tampão citrato, fluoreto de sódio e EDTA[19].

Para minimizar a glicólise, deve colocar-se o tubo de amostra imediatamente numa pasta de água e gelo e o plasma deve ser separado das células no prazo de 30 minutos. Se tal não for possível, deve ser utilizado um tubo que contenha um inibidor glicolítico de ação rápida, como o tampão citrato, para recolher a amostra. Não se deve confiar em tubos que contenham apenas inibidores da enolase, como o fluoreto de sódio, para evitar a glicólise. Por conseguinte, a utilização dos tubos de colheita de sangue acima referidos, quando disponíveis, parece oferecer uma solução prática para o problema da subestimação da glucose em amostras de sangue no contexto laboratorial local[12] .

4.3.2 Outros conservantes

Gliceraldeído

O mecanismo de inibição da glicólise nos eritrócitos pelo L-gliceraldeído ainda não está completamente estabelecido. O L-GA é pouco metabolizado[30, 31] , através da conversão em glicerol[32] . A hexoquinase foi proposta como o local de inibição do L-GA[32] através da condensação com fosfato de dihidroxiacetona para formar sorbose-1-fosfato, que é um inibidor da hexoquinase.

Tal como referido por Michael Landt, as concentrações de glucose em amostras de sangue contendo D,L-GA permaneceram quase constantes ao longo do período de 8 horas, com a perda às 8 horas de apenas 2%. Assim, a D,L-GA parece ser altamente eficaz na prevenção da perda de glucose no sangue total até 8 h. A presença de D,L-GA não promoveu hemólise visível[33] . Em contraste com o estudo anterior, Ketan *et al* mencionaram que o valor P da glicose entre o tubo contendo fluoreto e gliceraldeído é de 0,64, o que não é significativo. Isto indica que o gliceraldeído impede a glicólise no sangue durante pelo menos 8 horas à temperatura ambiente de forma tão eficaz como o flúor[34] .

Manose

Apenas um número limitado de estudos foi efectuado para demonstrar a utilização da manose na estabilização da concentração de glicose em amostras de sangue. Nakashima *et al.* avaliaram se algum monossacárido inibe a glicólise nos eritrócitos e descobriram que a D-manose o faz. Na presença de D-manose, a glucose pode ser medida com precisão quer pelo procedimento da hexoquinase quer pelo procedimento da glucose oxidase. Em estudos comparativos com outros conservantes da glucose, verificaram que, após 2 horas à temperatura ambiente, a glucose diminuía 21 mg/L no sangue tratado com D-manose, 93 mg/L no sangue tratado com NaF, 20 mg/L no sangue arrefecido pelo gelo e 144 mg/L no sangue controlado (sem tratamento conservante). Dado que a D-manose actua na fase inicial da glicólise, foi um conservante mais eficaz do que o NaF[26] . No entanto, sabe-se que a D-manose interfere com vários métodos de análise da glucose[27] , causando uma interferência positiva no método da glucose oxidase[28] . Foi também referido que

A D-manose por si só não é fiável para o ensaio da glucose e que uma combinação de D-manose e NaF pode ser um melhor conservante para a determinação da glucose no sangue[29] .

4.4 Resumo

As investigações baseadas na preservação da glucose no sangue para efeitos de diagnóstico do diabetes tiveram início há décadas. No entanto, o NaF foi a substância de eleição durante um longo período de tempo. Mesmo depois de ter sido demonstrada a ineficácia do NaF através de uma série de estudos, continua a ser utilizado em vários laboratórios clínicos. As directrizes americanas recomendam que não se deve confiar nos tubos que contêm apenas inibidores da enolase, como o NaF, para evitar a glicólise. Recomendam também que, para minimizar a glicólise, o tubo de amostra deve ser colocado imediatamente numa lama de água e gelo e o plasma deve ser separado das células no prazo de 30 minutos. Se tal não for possível, deve ser utilizado um tubo que contenha um inibidor da glicólise rapidamente eficaz, como o tampão citrato, para recolher a amostra.

Embora o arrefecimento imediato das amostras e o transporte em gelo preservem eficazmente as concentrações de glucose[12] , impõem custos e encargos adicionais no processo de transporte[33] e a carga de trabalho na maioria dos laboratórios clínicos impossibilitou a segunda opção de separar o plasma em 30 minutos[35] .

A terceira opção consiste em utilizar um inibidor da glicólise rapidamente eficaz, como o tampão citrato. A utilização do tampão citrato foi proposta pela primeira vez por Uchida *et al.* no ano de 1988. Uchida *et al.* sugeriram que a simples adição de um ácido, em particular ácido cítrico, para ajustar o pH do sangue a um nível entre 5,0 e 7,0, fornece valores correctos mesmo quando armazenado durante dezenas de horas após a colheita antes da operação analítica. É muito eficaz na determinação do nível de açúcar no sangue, especialmente quando é necessário analisar um grande número de amostras. O método é mais eficaz devido à duração da ação inibidora da glicólise através da utilização combinada de um composto de flúor adicionado numa quantidade mínima. A sua proposta foi apoiada por uma série de estudos seguidos.

Para além dos inibidores glicolíticos acima mencionados, foram propostos no passado recente mais alguns métodos de conservação que se diz serem eficazes na sua ação de preservação da concentração de glicose no sangue. Cada um deles está a ser proposto com base em diferentes mecanismos de ação e ainda está a ser estudado pelos seus seguidores.

Capítulo 5

5. Objectivos

5.1 Objetivo geral:

Comparar a eficácia da acidificação de amostras de sangue em relação ao fluoreto de sódio na preservação da glucose sanguínea em ambiente laboratorial.

5.2 Objectivos específicos:

> Quantificar a extensão da redução da glucose no sangue com o tempo em amostras que contêm fluoreto de sódio como conservante, em comparação com a concentração de glucose de referência.

> Quantificar a extensão da redução da glucose sanguínea com o tempo em amostras acidificadas contendo ácido cítrico com EDTA, em comparação com a concentração de glucose de referência.

> Comparar a eficácia do fluoreto de sódio como conservante das concentrações de glucose no sangue com amostras de sangue acidificado.

> Avaliar o impacto potencial do fluoreto de sódio e da acidificação das amostras de sangue no diagnóstico da diabetes.

Capítulo 6

6. Metodologia

6.1 Contexto do estudo

Universidade de Sri Jayewardenepura, Gangodawila, Nugegoda, Sri Lanka.

6.2 Conceção do estudo

Estudo transversal analítico

6.3 Sujeitos do estudo

Um total de 103 indivíduos voluntários, diabéticos ou não diabéticos, da Universidade de Sri Jayewardenepura e pacientes do centro de prática familiar (83 saudáveis, 20 pacientes diabéticos pré-diagnosticados).

Critérios de inclusão -

Foram incluídos no estudo indivíduos com idades compreendidas entre os 25 e os 75 anos, clinicamente aptos para sangrar e que deram o seu consentimento informado por escrito.

Critérios de exclusão

Foram excluídos do estudo os indivíduos que não quiseram ou não puderam dar o seu consentimento informado por escrito.

6.4 Preparação de misturas conservantes - anticoagulantes

6.4.1 NaF / K2C2O4 -

4 mg de uma mistura de oxalato de potássio e fluoreto de sódio na proporção de 3:1 são suficientes para recolher 1 ml de sangue.

Pode preparar-se uma solução de modo a que 0,1 ml contenha 3 mg de oxalato de potássio e 1 mg de fluoreto de sódio.

Método Pesar, separadamente, 3 g de oxalato de potássio e 1 g de fluoreto de sódio em copos.

Os produtos químicos foram bem dissolvidos e transferidos para um balão volumétrico de 100 ml, bem misturados e completados a 100 ml com água destilada.

A solução foi armazenada num frasco à temperatura ambiente.

Para recolher 1 ml de sangue, adicionou-se 0,1 ml da solução preparada de NaF/K2C2O4 a um frasco de bijou e secou-se na estufa a 60^0 C.

Os frascos preparados foram deixados arrefecer, tapados e rotulados.

6.4.2 Ácido cítrico / EDTA-2Na -

7 mg de uma mistura de ácido cítrico e EDTA-2Na na proporção de 5:2 são suficientes para recolher 1 ml de sangue.

Podem ser preparadas duas soluções separadas, de modo a que 0,02 ml de solução de ácido cítrico contenha 5 mg de ácido cítrico e 0,1 ml de solução de EDTA contenha 2 mg de EDTA-2Na.

Método

1.1   pesaram-se, separadamente, 2 g de ácido cítrico anidro e 2 g de EDTA-2Na em copos.

O ácido cítrico foi bem dissolvido e transferido para um balão volumétrico de 20 ml, bem misturado e completado a 20 ml com água destilada.

O EDTA-2Na foi bem dissolvido de forma semelhante e transferido para um balão volumétrico de 100 ml, bem misturado e completado a 100 ml com água destilada.

Para recolher 1 ml de sangue, foram adicionados 0,1 ml da solução preparada de EDTA-2Na e 0,02 ml da solução preparada de ácido cítrico a um frasco de bijou e secos na estufa a 60^0 C.

Os frascos preparados foram deixados arrefecer, tapados e rotulados.

6.5 Amostragem e recolha de dados

Para este estudo, foi selecionado aleatoriamente um total de 103 indivíduos voluntários, diabéticos ou não diabéticos. Foi obtido o consentimento informado por escrito de todos os participantes no estudo. Foi atribuído um número de identificação a cada pessoa e as amostras foram etiquetadas com o mesmo número, que só é identificável pelos investigadores, de acordo com um procedimento operacional normalizado local.

Foram obtidos três mililitros (3 ml) de amostras de sangue em jejum ou aleatórias da veia cubital medial/lateral por punção venosa. A punção venosa foi efectuada por um técnico de laboratório médico experiente e bem formado do centro de prática familiar da Universidade de Sri Jayewardenepura.

Uma alíquota de 1 ml foi imediatamente transferida diretamente para um tubo de centrifugação, enquanto os restantes 2 ml foram igualmente divididos em 2 frascos contendo: 1) NaF / K2C2O4 (1mg/3mg, 1,0 ml de amostra), 2) Ácido cítrico / EDTA-2Na (5mg/2mg, 1,0 ml de amostra), como mistura conservante / anticoagulante. A concentração da mistura de ácido cítrico / EDTA-2Na que é suficiente para ajustar o pH da amostra de sangue a um nível entre 5,0 e 7,0 foi retirada do estudo anterior efectuado por Uchida *et al*[19] .

Para um participante, foram efectuadas cinco determinações diferentes da glucose com base em amostras obtidas ao mesmo tempo, mas manuseadas de forma diferente. Estas cinco determinações de glucose incluíram (1) Concentração imediata de glucose em tubo de centrifugação, (2) 1st hora de concentração de glucose em frasco contendo NaF, (3) 1st hora de concentração de glucose em frasco contendo ácido cítrico, (4) 2nd horas de concentração de glucose em frasco contendo NaF e (5) 2nd horas de concentração de glucose em frasco contendo ácido cítrico.

6.6 Processamento de amostras

Todos os espécimes foram processados no laboratório da unidade de Ciências Laboratoriais Médicas à temperatura ambiente de 30° C (sem controlo do ar condicionado).

As amostras de sangue em tubos de centrifugação foram centrifugadas imediatamente após a colheita e o plasma foi separado para determinar a concentração de glucose dessa amostra.

A concentração de referência (basal) de glucose foi definida como a concentração de glucose no plasma obtida a partir do tubo que foi centrifugado imediatamente após a colheita.

Para as amostras com conservantes, o intervalo de tempo de separação do plasma foi de 1 hora e 2 horas. Imediatamente após a centrifugação, o plasma foi recolhido para a medição da concentração de glucose.

Em todas as amostras, as concentrações de glucose foram determinadas pelo método manual da glucose oxidase utilizando o kit de reagentes DiaSys GOD FS e a centrifugação foi efectuada a 3000 rpm durante 5 minutos.

O controlo interno da qualidade foi efectuado utilizando dois níveis de materiais de controlo para calcular o desvio-padrão (DP) e a variância da eficiência (% CV) da glucose.

O pH imediato e o pH da segunda hora de amostras de sangue acidificado foram medidos aleatoriamente em 20 amostras.

6.7 Interpretação dos resultados dos testes

A definição de diabetes mellitus proposta pela Associação Americana de Diabetes e pela Organização Mundial de Saúde (OMS) exige mais do que duas estimativas independentes da concentração de glucose no plasma em jejum > 7,0 mmol/l (126 mg/dl), da concentração aleatória de glucose no plasma > 11,1 mmol/l (200 mg/dl) ou da concentração de tolerância à glucose 2 h pós-oral > 11,1 mmol/l. Estes critérios de diagnóstico precisos foram incorporados em directrizes nacionais e internacionais[2, 3]. O quadro seguinte resume as recomendações da OMS de 2006 para os critérios de diagnóstico da diabetes e da hiperglicemia intermédia.

Quadro 6.7 Critérios de diagnóstico da OMS para a diabetes e hiperglicemia intermédia.

Diabetes	
Glicose plasmática em jejum (FPG) Glicose plasmática de 2 horas	>7,0 mmol/L (126 mg/dL) ou >11,1 mmol/L (200 mg/dL)
Glicose de jejum alterada (IFG)	
Glicose plasmática em jejum (FPG) Glicose plasmática de 2 horas	6,1 a 6,9 mmol/L (110 a 125 mg/dL) **e (se medido)** < 7,8 mmol/L (140 mg/dL)

6.8 Análise dos dados

Foram utilizados métodos estatísticos descritivos para descrever e apresentar os dados. Os dados são apresentados como média (95% CI) e, quando apropriado, as medições foram comparadas utilizando o teste t de Student emparelhado de duas caudas. Para detetar uma possível glicólise dependente do tempo, foi também examinado o tempo decorrido entre a recolha da amostra e a medição. A significância foi aceite a < 0,05 em todos os casos.

A diferença média e os limites de concordância entre as concentrações de glucose nos tubos de referência e nos tubos com adição de conservante foram avaliados utilizando a análise de concordância de Bland-Altman. A concordância e o viés associado das diferentes técnicas foram também avaliados em vários intervalos de concentração de glucose no sangue e em diferentes intervalos de tempo. As diferenças foram calculadas como resultados obtidos a partir de amostras imediatamente processadas menos as amostras com conservante e os resultados médios obtidos a partir de cada um dos tubos foram considerados como concentrações médias de glucose dos tubos correspondentes. Os resultados obtidos a partir do tubo imediatamente centrifugado foram considerados como valores de referência e utilizados para efeitos de comparação, uma vez que se espera que estes tubos sem conservantes adicionados sejam menos afectados pela diluição e pela glicólise e forneçam valores quase iguais à concentração real de glucose dessa amostra.

O teste de McNemar foi utilizado para a comparação de dois testes de diagnóstico com base num ponto de corte ótimo que discrimina os indivíduos em casos efetivamente positivos ou efetivamente negativos, para os quais temos uma tabela de contingência 2 x 2[39] .

O Statistical Package for the Social Sciences (SPSS 15.0) e o MedCalc 15.2.2 foram utilizados para analisar os dados.

Capítulo 7

7. Considerações éticas

A autorização ética para o estudo foi obtida junto do Comité de Revisão Ética da Universidade de Sri Jayewardenepura, Sri Lanka, após a apresentação da proposta e de outros documentos relevantes.

Todos os participantes receberam um folheto informativo que mencionava os procedimentos, benefícios e riscos envolvidos na investigação. Foi obtido um consentimento voluntário por escrito dos participantes antes de se obter uma amostra de sangue para o estudo.

O sangue foi colhido por um técnico de laboratório médico experiente num ambiente clínico para evitar riscos.

As amostras que foram utilizadas para o estudo foram eliminadas de acordo com o procedimento de segurança padrão universal.

A privacidade e a confidencialidade foram asseguradas em todos os dados recolhidos. Os dados pessoais dos inquiridos não foram disponibilizados a pessoas externas à investigação. Os dados recolhidos são utilizados apenas para fins de estudo.

Capítulo 8

8. Resultados

Os resultados revelaram que aproximadamente % da população da amostra (20 em 103) tinha diabetes conhecida. O rácio entre homens e mulheres foi de 1:1. A idade média era de 36,9 + (DP 13,7). As características dos doentes e os dados demográficos são apresentados na tabela 8.1.

Quadro 8.1 Resumo das informações demográficas e relativas aos participantes

		Estado de diabetes mellitus		Total
		Conhecido diabetes	Indivíduos saudáveis	
Sexo	Masculino	11	46	57
	Feminino	9	37	46
Total		20	83	103
Idade média (±_SD) (Anos)		44.8 (±16.8)	35.1 (±12.3)	

A distribuição da concentração de glicose no sangue nos intervalos normal, glicemia de jejum alterada e diabético, por sexo e idade, é apresentada no quadro 8.2.

Quadro 8.2 Distribuição da concentração de glucose no sangue por idade e sexo

	Concentração de glicose (mg/dL)			Total
	< 110	110-125	> 126	
SexoMasculino	42	8	7	57

Feminino	35	5	6	46
Total	77	13	13	103
Idade(Anos) 25 - 35	48	7	4	59
36 - 50	17	5	1	23
51 - 75	12	1	8	21
Total	77	13	13	103

Comparação dos resultados obtidos a partir das medições de glucose em amostras de sangue colhidas em tubos simples (Imediatos) e em tubos com adição de conservantes.

O resumo das concentrações de glucose obtidas no tubo de referência e nos tubos com adição de conservante é apresentado no quadro 8.3.

Tabela 8.3 Resumo das concentrações de glucose obtidas no tubo de referência e nos tubos com adição de conservante.

Tubo/garrafa	Intervalo de concentrações de glucose (mg/dL)	Concentração média de glucose (mg/dL)
Tubo de referência	73 - 256	106,5 +(SD 31,5)

1st hr Frasco contendo NaF	61 - 251	97,5 +(DP 32,1)
2nd hr Frasco contendo NaF	61 - 247	94,3 +(DP 31,5)
1st hr Frasco contendo ácido cítrico	71 - 255	104,1 +(DP 31,9)
2nd hr Frasco contendo ácido cítrico	67 - 251	102,0 +(DP 30,9)

Redução absoluta da concentração de glucose em amostras de sangue tratadas com conservantes

Os valores imediatos de glucose do tubo de referência foram consistente e significativamente mais elevados do que os dos tubos que continham conservantes no primeiro período de 1 a 2 horas após a recolha da amostra.

As concentrações imediatas de glucose obtidas nos tubos de referência foram consideradas como valores de glucose de base. A diferença média entre as leituras de glucose do tubo de referência e de cada um dos tubos com conservante foi considerada como a redução média da concentração de glucose dos tubos com conservante correspondentes.

A redução média da concentração de glucose nas amostras de sangue tratadas com NaF - ao fim de 1 hora foi de

8,9 mg/dL (IC 95% foi de 8,1 a 9,8 mg/dL; $P < 0,001$) e foi de 12,2 mg/dL (IC 95% foi de 11,3 a 13,1 mg/dL; $P < 0,001$) às 2 horas.

Entretanto, a redução média da concentração de glicose nas amostras de sangue tratadas com ácido cítrico a 1 hora foi de 2,3 mg/dL (95% CI foi de 1,7 a 2,9 mg/dL; $P < 0,001$) e foi de 4,4 mg/dL (95% CI foi de 3,5 a 5,3 mg/dL; $P < 0,001$) a 2 horas.

O gráfico 8.1 ilustra a redução média absoluta das concentrações de glucose com o correspondente IC de 95% em cada uma das amostras de sangue tratadas com conservantes, em comparação com as concentrações de glucose de base. (Concentração média de glucose na linha de base menos a concentração média de glucose em cada uma das amostras de sangue tratadas com conservantes)

Gráfico 8.1 Redução média das concentrações de glucose com o correspondente IC de 95% em cada uma das

amostras de sangue tratadas com conservantes em comparação com as concentrações de glucose de base.

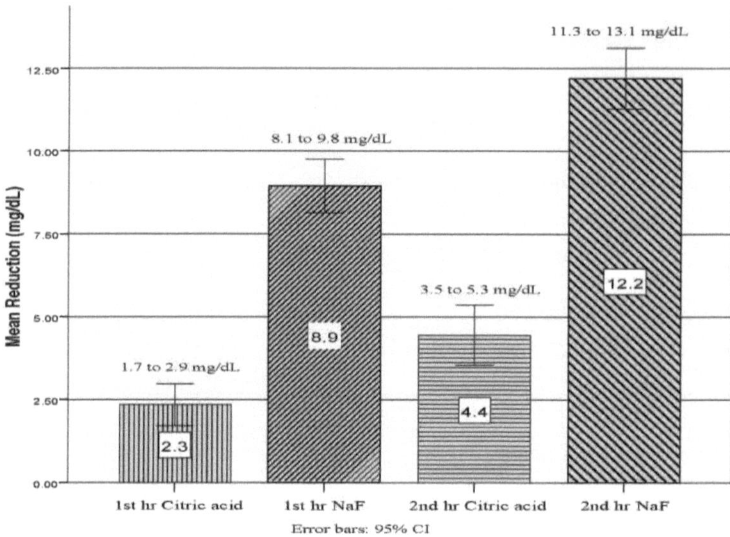

Tubo	1st hr Ácido cítrico	1st hr NaF	2nd hr Ácido cítrico	2nd hr NaF
Redução média	2.3	8.9	4.4	12.2
(mg/dL)	(IC 95%: 1,7-2,9)	(IC 95%: 8,1-9,8)	(IC 95%: 3,5-5,3)	(IC 95%: 11,3-13,1)

<u>Redução percentual da concentração de glucose em amostras de sangue tratadas com conservantes</u>

A redução percentual média da concentração de glicose em amostras de sangue tratadas com NaF à 1 hora foi de 8,8% (IC 95% foi de 8,0 a 9,6 mg/dL; P < 0,001) e foi de 11,9% (IC 95% foi de 11,0 a 12,7 mg/dL; P < 0,001) às 2 horas.

Entretanto, a redução percentual média da concentração de glicose em amostras de sangue tratadas com ácido cítrico a 1 hora foi de 2,2% (IC 95% foi de 1,6 a 2,8 mg/dL; P < 0,001) e foi de 4,1% (IC 95% foi de 3,3 a 4,9 mg/dL; P < 0,001) a 2 horas.

O gráfico 8.2 ilustra a redução média (%) das concentrações de glucose com o correspondente IC de 95% em cada uma das amostras de sangue tratadas com conservantes, em comparação com as concentrações de glucose de base. (Redução média absoluta das concentrações de glucose em cada uma das amostras de sangue tratadas com conservantes dividida pela concentração média de glucose na linha de base x 100).

Gráfico 8.2 Redução média (%) das concentrações de glucose com o correspondente IC de 95% em cada uma das amostras de sangue tratadas com conservantes em comparação com as concentrações de glucose de base.

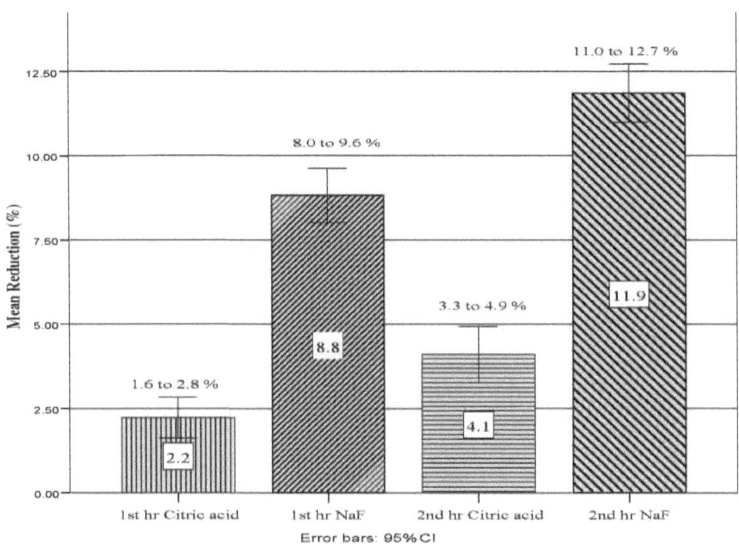

Tubo	1st hr Ácido cítrico	1st hr NaF	2nd hr Ácido cítrico	2nd hr NaF
Redução média	2.2	8.8	4.1	11.9
(%)	(IC 95%: 1,6-2,8)	(IC 95%: 8,0-9,6)	(IC 95%: 3,3-4,9)	(IC 95%: 11,0-12,7)

Comparação da concentração de glucose em amostras de sangue tratadas com NaF com amostras de sangue tratadas com ácido cítrico

As diferenças absolutas entre os tubos tratados com ácido cítrico e os tubos tratados com NaF - durante o primeiro e o segundo foram de 6,6 mg/dL (95% CI foi de 5,9 a 7,3 mg/dL; P < 0,001) e 7,7 mg/dL (95% CI foi de 7.1 a 8,4 mg/dL; P < 0,001), respetivamente, enquanto as diferenças relativas correspondentes foram de 6,6% (IC 95% foi de 5,8 a 7,3%; P < 0,001) e 7,8% (IC 95% foi de 7,1 a 8,4%; P < 0,001), respetivamente.

Por conseguinte, as diferenças na concentração de glucose entre os tubos tratados com ácido cítrico e os tubos tratados com NaF durante a primeira e a segunda hora são altamente significativas (p < 0,05).

Tabela 8.4 Variações na concentração de glucose no sangue comparadas em amostras colhidas em tubos simples (Imediato), contendo NaF e tubos contendo ácido cítrico.

Tipo de amostra, armazenamento após a extração	Comparador, armazenamento pós-sorteio	Delta médio (mg/dL)[a]

		Delta	IC 95%		P[b]
			Inferior	Superior	
plasma NaF, 1 hora à temperatura ambiente	Plasma imediato, 0 horas à temperatura ambiente	8.9	8.1	9.8	<0.001*
plasma NaF, 2 horas à temperatura ambiente	Plasma imediato, 0 horas à temperatura ambiente	12.2	11.3	13.1	<0.001*
Plasma de ácido cítrico, 1 hora à temperatura ambiente	Plasma imediato, 0 horas à temperatura ambiente	2.3	1.7	2.9	<0.001*
Plasma de ácido cítrico, 2 horas à temperatura ambiente	Plasma imediato, 0 horas à temperatura ambiente	4.4	3.5	5.3	<0.001*
plasma NaF, 1 hora à temperatura ambiente	Plasma de ácido cítrico, 1 hora à temperatura ambiente	6.6	5.9	7.3	<0.001*
plasma NaF, 2 horas à temperatura ambiente	Plasma de ácido cítrico, 2 horas à temperatura ambiente	7.8	7.1	8.4	<0.001*

[a] **Os valores delta representam os valores médios do comparador menos os valores médios do tipo de amostra.** [b] **Teste t emparelhado; * Diferença significativa p < 0,05.**

Concordância entre o tubo de referência e os tubos adicionados de conservante

A análise de concordância de Bland-Altman efectuada nas concentrações de glicose imediatas e na concentração de glicose de 1st hora em tubos contendo NaF demonstrou uma diferença média global de 8,9 mg/dL (IC 95%: 8,1 a 9,7) entre os valores imediatos e os de 1st hora de NaF. O limite inferior de concordância correspondente foi de 0,81 mg/dL (IC 95%: -0,6 a 2,2), enquanto 17,1 mg/dL (IC 95%: 15,7 a 18,5) foi o limite superior de concordância entre os dois métodos.

[st]No entanto, as concentrações de glicose de 1 hora em tubos contendo ácido cítrico demonstraram uma diferença média de 2,3 mg/dL (95% CI: 1,7 a 3,0), com -4,0 mg/dL (95% CI: -5,1 a -2,9) e 8,7 mg/dL (95% CI: 7,6 a 9,8) como os correspondentes limites inferior e superior de concordância.

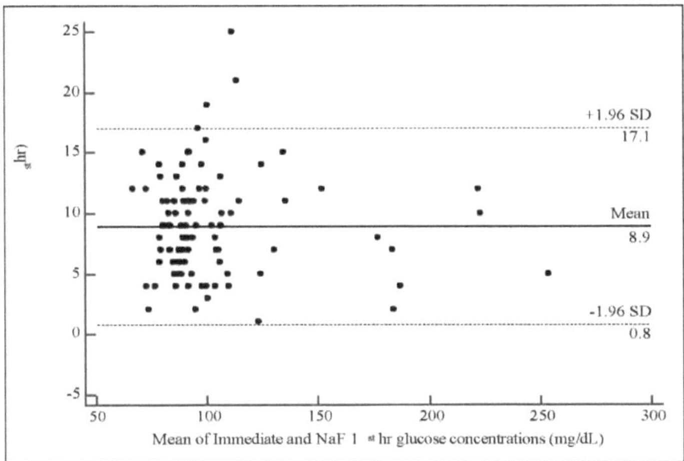

Figura 8.1 Gráfico de Bland-Altman representando a diferença entre a referência e as concentrações de glucose adicionadas de NaF durante 1st hora, em relação à sua média

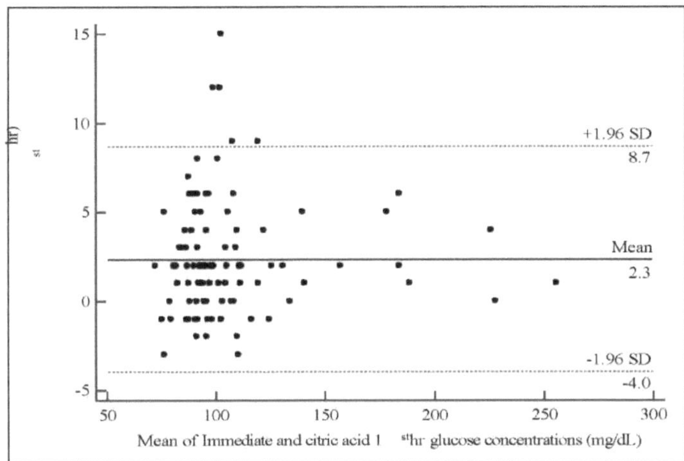

Figura 8.2 Gráfico de Bland-Altman representando a diferença entre as concentrações de glucose de referência e de 1st hora adicionada de ácido cítrico, em função da sua média

Ao considerar as concentrações de glicose de 2nd horas em tubos contendo NaF, a diferença média foi de 12,2 mg/dL (IC 95%: 11,3 a 13,1), enquanto os limites inferior e superior dos acordos foram de 2,9 mg/dL (IC 95%: 1,3 a 4,5), enquanto 17,1 mg/dL (IC 95%: 19,9 a 23,1), respetivamente.

Entretanto, 2nd concentrações horárias de glucose em tubos contendo ácido cítrico demonstraram uma diferença média de 4,5 mg/dL (IC 95%: 3,5 a 5,4), com -4,6 mg/dL (IC 95%: -6,2 a -3,1) e 13,5 mg/dL (IC 95%: 12,0 a 15,1) como os correspondentes limites inferior e superior de concordância.

A figura 8.2 mostra a diferença entre as concentrações de referência e de 2nd horas de glicose adicionada de NaF, representadas em relação à sua média, e a figura 8.4 mostra a diferença entre as concentrações de referência e de 2nd horas de glicose adicionada de ácido cítrico, representadas em relação à sua média.

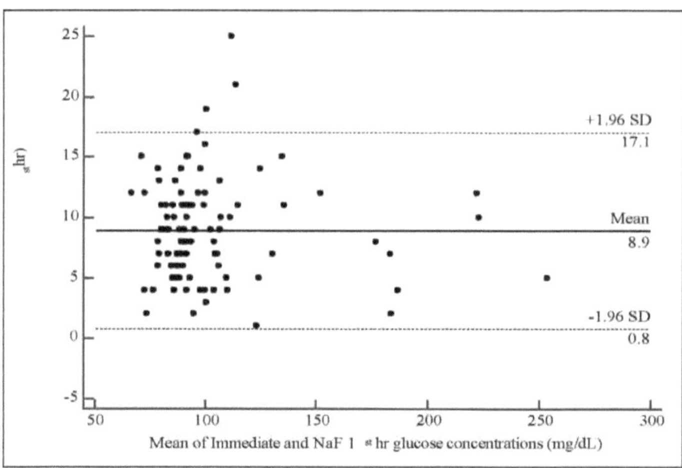

Figura 8.3 Gráfico de Bland-Altman representando a diferença entre a referência e as concentrações de glucose adicionadas de NaF durante 2nd horas, em relação à sua média

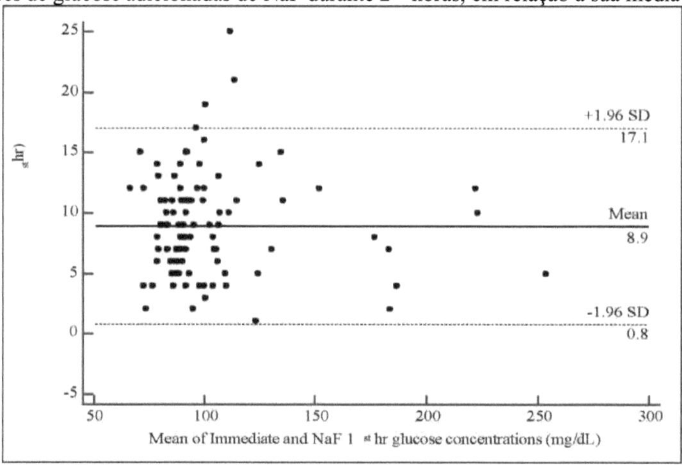

Figura 8.4 Gráfico de Bland-Altman representando a diferença entre a referência e as concentrações de glucose adicionadas de citrinos durante 2nd horas, representadas em relação à sua média

Quadro 8.5 Diferença média e limites de concordância entre as concentrações de glucose nos tubos de referência e nos tubos adicionados de conservante em vários intervalos de tempo

	Tempo	Diferença média	Limite inferior de	Limite superior de
Conservante	intervalo	entre métodos	concordância (95% CI)	concordância (95% CI)
		(IC 95%) (mg/dL)	(mg/dL)	(mg/dL)

	1st hora	8.9	0.8	17.1
NaF		(8.1 a 9.8)	(-0,6 a 2,2)	(15,7 a 18,5)
	2nd hora	12.2	2.9	21.5
		(11.3 a 13.1)	(1,3 a 4,5)	(19,9 a 23,1)
	1st hora	2.3	-4.0	8.7
		(1,7 a 3,0)	(-5,1 para -2,9)	(7,6 a 9,8)
Ácido cítrico	2nd hora	4.5	-4.6	13.5
		(3,5 a 5,4)	(-6,2 a -3,1)	(12,0 a 15,1)

De acordo com os resultados, os limites de concordância de 95% entre os tubos de referência e os tubos com adição de NaF foram mais alargados do que os limites de concordância de 95% entre os tubos de referência e os tubos com adição de ácido cítrico durante a primeira hora, bem como durante a segunda hora. Isto reflecte a grande variação das diferenças. A maior parte das diferenças obtidas nas amostras de sangue tratadas com ácido cítrico dispersou-se em torno da linha zero, ao passo que as diferenças encontradas nas amostras de sangue tratadas com NaF foram maiores. Estes valores mostram, contudo, que, mesmo na interpretação mais otimista, pode haver discrepâncias consideráveis entre os dois métodos e que o grau de concordância não é aceitável.

A Tabela 8.5 resume a diferença média e os limites de concordância entre as concentrações de glucose nos tubos de referência e nos tubos com adição de conservante em vários intervalos de tempo e em várias gamas de concentração de glucose. De acordo com os resultados, a diferença média mais elevada verifica-se nas concentrações de glucose entre 110 e 125 mg/dL, o que pode levar a que não sejam detectados os casos de pré-diabetes que se situam neste intervalo estreito de concentrações de glucose. Na análise anterior, as diferenças não variaram de forma sistemática ao longo da gama de concentrações de glucose. Se a relação entre a diferença e a média tiver de ser estudada, os participantes com valores de glucose normais, alterados e diabéticos devem ser distribuídos uniformemente.

Quadro 8.6 Diferença média e limites de concordância entre as concentrações de glucose nos tubos de referência e nos tubos adicionados de conservante em vários intervalos de tempo e em várias gamas de concentração de glucose.

Concentração de glicose [mg/dL]	Conservante	Intervalo de tempo	Diferença média entre métodos (IC95%) (mg/dL)	Limite inferior de concordância (95% CI) (mg/dL)	Limite superior de concordância (95% CI) (mg/dL)
< 110[a]	NaF	1st hora	8,7 (7,9 a 9,5)	1,9 (0,6 a 3,2)	15,4 (14,1 a 16,8)
110 - 125[b]			10,9 (6,7 a 15,2)	-2,9 (-10,4 a 4,6)	24,7 (17,3 a 32,2)
>126[c]			8,6 (6,2 a 11,1)	0,7 (-3,6 a 5,0)	16,6 (12,3 a 20,9)
< 110[a]		2nd hora	11,2 (10,4 a 12,1)	4,0 (2,5 a 5,4)	18,5 (17,0 a 19,9)

110 - 125[b]			17,2 (12,6 a 21,8)	2,3 (-5,7 a 10,4)	32,1 (24,1 a 40,2)
>126[c]			13,0 (11,0 a 15,0)	6,4 (2,8 a 10,0)	19,6 (16,0 a 23,2)
< 110[a]	Ácido cítrico	1st hora	2,0 (1,3 a 2,7)	-4,0 (-5,2 a -2,8)	8,0 (6,8 a 9,2)
110 - 125[b]			4,2 (1,4 a 6,9)	-4,8 (-9,7 a 0,0)	13,1 (8,3 a 18,0)
>126[c]			2,4 (1,2 a 3,6)	-1,5 (-3,6 a 0,6)	6,3 (1,2 a 8,4)

< 110[a]		2nd hora	3,5 (2,6 a 4,4)	-4,4 (-6,0 a -2,8)	11,4 (9,8 a 12,9)
110 - 125[b]			8,6 (5,0 a 12,3)	-3,2 (-9,6 a 3,2)	20,4 (14,0 a 26,9)
>126[c]			5,9 (3,5 a 8,4)	-2,0 (-6,3 a 2,3)	13,8 (9,6 a 18,1)

[a,b,c] representa o número de participantes com uma concentração/intervalo de concentração de glucose específico; [a] n=77, [b] n=13, n=13[c]

Teste de McNermar

Tabela 8.7 Capacidade de diagnóstico de cada inibidor glicolítico

Glicose	NaF				Ácido cítrico			
Valor	hora de ponta	2	ndhora		hora de início	2	ndhora	
(mg/dL)	Rácio	Percentagem	Rácio	Percentagem	Rácio	Percentagem	Rácio	Percentagem
>126	11/13	84.6%	9/13	69.2%	12/13	92.3%	12/13	92.3%
110 - 125	1/13	7.7%	0/13	0%	8/13	61.5%	4/13	30.8%

Resultados do teste de McNermar para os casos com concentrações imediatas de glucose acima do ponto de corte para diabéticos

O número de participantes identificados com uma concentração de glucose acima do ponto de corte diabético, de acordo com os critérios de diagnóstico de diabetes da OMS, utilizando os tubos de referência foi de 13. Entre eles, 11 ou 84,6% foram identificados com tubos tratados com NaF durante a primeira hora e durante a segunda hora foram 9 ou 69,2%. No caso dos tubos com adição de ácido cítrico, 12 ou 92,3% foram identificados como tendo IFG durante a primeira hora, bem como durante a segunda hora.

O teste de McNermar, realizado nos casos em que se verificou que as concentrações imediatas de glucose estavam acima do ponto de corte para diabéticos, mostrou a diferença dos resultados do teste (expressa em percentagem) entre as amostras adicionadas de conservantes e as amostras de referência, com IC de 95% e a significância da correspondência. Esta diferença foi de 1,9% (IC 95%: -1,3 a 1,9, p > 0,05) para o par 1st hr NaF - referência e foi de 3,9 (IC 95%: -0,8% a 3,9%, p > 0,05) para o par 2nd hr NaF - referência. Entretanto, esta diferença foi de 1,0% (IC 95%: -0,9% a 1,0%, p > 0,05) para os pares de referência ácido cítrico - 1st hora e 2 horas.

De acordo com as conclusões deste estudo, os resultados obtidos com as amostras tratadas com NaF e ácido cítrico não apresentam uma diferença significativa em relação à amostra de referência.

Os resultados do teste de McNermar para os casos com concentrações imediatas de glucose situam-se dentro do intervalo de corte da glucose em jejum alterada.

O número de participantes identificados com uma concentração de glucose dentro do intervalo IFG, de acordo com os critérios de diagnóstico de diabetes da OMS, utilizando os tubos de referência foi de 13. Entre eles, 1 ou 7,7% foi identificado com tubos tratados com NaF durante a primeira hora e, durante a segunda hora, nenhum deles foi identificado como indivíduos com IFG. No caso dos tubos adicionados com ácido cítrico, 8 ou 61,5% foram identificados como tendo IFG durante a 1st hora e o número de participantes identificados durante a 2nd hora foi de 4 ou 30,8%.

O teste de McNermar foi realizado nos casos em que se verificou que os valores imediatos de glucose se encontravam dentro do intervalo de corte da glucose em jejum alterada. Ao comparar os resultados dos testes das amostras tratadas com NaF com as amostras de referência, a diferença (expressa em percentagem) com IC de 95% e a significância da correspondência foi de 11,7% (IC de 95%: 5,5% a 11,7%, p < 0,001) para o par NaF 1st hr - referência e 12,6% (IC de 95%: 6,4% a 12,6%, p < 0,001) para o par NaF 2nd hr - referência. Entretanto, a comparação das amostras tratadas com ácido cítrico com a amostra de referência revelou uma diferença de 4,9% (IC de 95%: -0,2% a 4,9%, p > 0,05) para o par ácido cítrico 1st hr - referência e 8,7% (IC de 95%: 2,9% a 8,7%, p < 0,05) para o par ácido cítrico 2nd hr - referência.

De acordo com as conclusões do presente estudo, os resultados obtidos nas amostras tratadas com ácido cítrico às 1st horas não diferem significativamente dos da amostra de referência. No entanto, existe uma diferença significativa nos resultados obtidos das amostras tratadas com NaF às 1st horas, bem como às 2nd horas. Entretanto, os resultados obtidos com as amostras de sangue tratadas com ácido cítrico às 2nd horas também diferem significativamente dos do tubo de referência.

Os quadros 8.7 e 8.8 resumem as diferentes capacidades de diagnóstico dos tubos adicionados de conservantes nos casos em que as concentrações imediatas de glucose são superiores ao ponto de corte para diabéticos e nos casos em que as concentrações imediatas de glucose se situam dentro do intervalo de corte para glucose em jejum alterada, respetivamente.

Tabela 8.8 Resultados do teste de McNermar para os casos com concentrações imediatas de glucose acima do ponto de corte para diabéticos

Conservante	Intervalo de tempo	Sensibilidade (%)	Especificidade (%)	Valor preditivo positivo (%)	Valor preditivo negativo (%)	Diferença (%)	Valor P
NaF	1 hora	84,6 (54,6 a 100,0)	100,0 (96,0 a 100,0)	100.0 (71,5 a 100,0)	97,8 (92,4 a 99,7)	1,9 (-1,33 a 1,94)	0.5000
	2 horas	69,2 (38,6 a 90,9)	100,0 (96,0 a 100,0)	100,0 (66,4 a 100,0)	95,7 (89,5 a 98,8)	3,9 (-0,8 a 3,9)	0.1250
Ácido cítrico	1 hora	92,3 (64,0 a 99,8)	100,0 (96,0 a 100,0)	100.0 (73,5 a 100,0)	98,9 (94,0 a 100,0)	1,0 (-0,92 a 1,0)	1.0000
	2 horas	92,3 (64,0 a 99,8)	100,0 (96,0 a 100,0)	100.0 (73,5 a 100,0)	98,9 (94,3 a 100,0)	1,0 (-0,9 a 1,0)	1.0000

Tabela 8.9 Resultados do teste de McNermar para os casos com concentrações imediatas de glicose dentro do intervalo de corte da glicemia de jejum alterada.

Conservante	Intervalo de tempo	Sensibilidade (%)	Especificidade (%)	Valor preditivo positivo (%)	Valor preditivo negativo (%)	Diferença (%)	Valor P
NaF	1 hora	7,7 (0,2 a 36,0)	100,0 (96,0 a 100,0)	100,0 (2,5 a 100,0)	88,2 (80,4 a 93,8)	11.7 (5,5 a 11,7)	0.0005
	2 horas	0,0 (0,0 a 24,7)	100,0 (96,0 a 100,0)	-	87,4 (79,4 a 93,1)	12.6 (6,4 a 12,6)	0.0002
Ácido cítrico	1 hora	61,5 (31,6 a 86,1)	100.0 (96,0 a 100,0)	100,0 (63,1 a 100,0)	94,7 (88,1 a 98,3)	4,9 (-0,2 a 4,9)	0.0625
	2 horas	30,8 (9,1 a 61,4)	100,0 (96,0 a 100,0)	100,0 (39,8 a 100,0)	90,9 (83,4 a 95,8)	8,7 (2,9 a 8,7)	0.0039

Capítulo 9

9. Discussão

O inibidor glicolítico mais comum utilizado nos recipientes de recolha de sangue para a medição das concentrações de glucose no sangue é o fluoreto de sódio. Os estudos realizados para comparar a eficácia das amostras de sangue acidificado em relação ao fluoreto de sódio na preservação da glucose no sangue são limitados. Os argumentos apresentados pelo presente estudo são importantes, uma vez que o próprio estudo foi concebido para lançar luz sobre o tema muito debatido da eficácia da utilização de NaF na preservação da glucose no sangue.

Este estudo foi concebido para avaliar a utilização de tubos contendo ácido cítrico em vez da utilização de tubos contendo NaF na medição da concentração de glucose no sangue. Com base nos resultados deste estudo, a utilização do tubo com ácido cítrico representa uma melhoria em relação ao atual tubo com NaF na configuração do laboratório clínico.

As principais conclusões do nosso estudo, em comparação com as concentrações de glucose de base, são as seguintes (i) A redução média da concentração de glucose no sangue no tubo contendo NaF à 1 hora foi de 8,9 mg/dL ou 8,8%; (ii) A redução média da concentração de glucose no sangue no tubo contendo NaF à 2 horas foi de 12,2 mg/dL ou 11,9%; (iii) A redução média da concentração de glucose no sangue no tubo contendo ácido cítrico à 1 hora foi de 2,3 mg/dL ou 2,2%; (iv) A redução média da concentração de glucose no sangue no tubo contendo ácido cítrico à 2 horas foi de 4.4 mg/dL ou 4,1%; (v) A redução média da concentração de glucose no sangue no tubo com ácido cítrico foi comparativamente inferior à do tubo com NaF e a diferença entre estes tubos foi significativa (valores de $P < 0,001$), tanto no intervalo de 1 hora como de 2 horas; (vi) Com base na capacidade de diagnóstico, os tubos com ácido cítrico são clinicamente superiores aos tubos com NaF no diagnóstico de diabetes.

As concentrações mais baixas de glucose obtidas nos tubos de NaF podem ser explicadas pelo efeito da glicólise *ex vivo*, uma vez que estas amostras foram submetidas a uma separação tardia dos glóbulos vermelhos. No entanto, a taxa de redução observada às 2nd horas não é igual à observada às 1st horas. Isto implica que o NaF tem uma ação ligeiramente reforçada na segunda hora sobre a glicólise *ex vivo*. Este facto foi também bem explicado por Chan *et al* no seu estudo que demonstra a eficácia do NaF como conservante da glicose no sangue[16].

Apesar de as amostras acidificadas terem sofrido uma separação retardada, as inibições da glicólise nessas amostras são comparativamente mais rápidas do que nas amostras de sangue tratadas com NaF. A possível explicação para a taxa mínima de redução observada nas amostras tratadas com ácido cítrico é a mudança do pH fisiológico do sangue para um intervalo entre 5,0 - 7,0, que inibe imediatamente a glicólise.

Estudos anteriores encontraram uma redução média da concentração de glucose de cerca de 4% a 5%[16, 19, 35] em amostras tratadas com NaF durante as primeiras 1-2 horas. Os resultados deste estudo mostraram que esta redução pode ser tão grande como 8,8% a 11,9% durante as primeiras 1 a 2 horas. A principal diferença entre este estudo e os estudos anteriores reside no facto de estes terem utilizado tubos contendo heparina ou tubos de separação de soro como tubos de comparação, ao passo que neste estudo utilizámos um tubo de centrifugação sem conservantes, do qual o plasma foi imediatamente separado e a concentração de glicose foi medida como tubo de comparação. Por conseguinte, o principal ponto forte deste estudo é o facto de termos utilizado os valores imediatos recomendados pela ADA para efeitos de comparação e de os tubos de centrifugação sem conservantes terem eliminado qualquer possível interferência da utilização de conservantes, como o efeito de diluição.

No caso das amostras de sangue tratadas com ácido cítrico, existe apenas um número limitado de estudos disponíveis para comparação. De acordo com os dados de Uchida *et al*[22], a concentração de glucose permaneceu inalterada até 12 horas a 30 °C, quando o sangue foi recolhido para tubos contendo ácido cítrico e EDTA-2Na. Em contraste, os nossos resultados mostraram uma redução de 2,2% na concentração de glucose nas amostras tratadas com ácido cítrico ao fim de 1 hora e de 4,4% ao fim de 2 horas a 30 °C. Isto mostra que existe uma redução estatisticamente significativa mesmo com a utilização do ácido cítrico como conservante da glucose no sangue.

A nossa conclusão também difere dos resultados encontrados por Gambino *et al* a 2 horas a 37 °C, quando o sangue foi colhido em tubos que continham uma combinação de tampão citrato, fluoreto de sódio e EDTA, com uma população de estudo que variava entre 6 e 24 indivíduos. Verificaram uma redução não significativa da concentração de glucose em comparação com a concentração de base (redução de 0,3%; P = 0,33). A combinação dos inibidores da glicólise utilizados (adição de fluoreto de sódio juntamente com ácido cítrico / EDTA-2Na), o número de amostras estudadas e vários outros factores, como a gama e a distribuição das concentrações de glicose estudadas, teriam levado a este resultado imprevisível. Além disso, o tubo de comparação utilizado por Gambino *et al* foi o de plasma com heparina a 0°C e não o tubo sem conservante adicionado a 0°C.

Por conseguinte, é necessário efetuar estudos adicionais com uma amostra de maior dimensão para se chegar a uma conclusão clara. Qualquer possível interferência dos conservantes utilizados nos tubos utilizados para efeitos de comparação deve ser avaliada de forma crítica. E a utilização da combinação simples de ácido cítrico e EDTA-2Na deve ser tida em consideração em estudos futuros, em vez de combinações mais complexas de conservantes, de modo a que a preparação de conservantes nas instalações do laboratório seja possível sem depender de produtos dispendiosos disponíveis no mercado.

No entanto, este estudo apoia o facto de que a mudança do NaF para o ácido cítrico conduz a determinações mais fiáveis da glucose no sangue, tendo-se verificado que a concentração média de glucose obtida em amostras de sangue tratadas com ácido cítrico era aproximadamente 6,6% (diferença absoluta de 6,6 mg/dL) superior à das amostras tratadas com NaF à 1 hora e 7,8% (diferença absoluta de 7,7 mg/dL) às 2 horas.

Embora as investigações anteriores tenham utilizado o coeficiente de correlação e a análise de regressão para a comparação de métodos, nós utilizámos o gráfico de Bland-Altman e o teste de McNermar para uma comparação de métodos mais eficaz. O teste de McNermar, que se baseia no ponto de corte ótimo, eliminou a necessidade de curvas ROC (Receiver Operating Characteristic), para as quais é importante ter em conta a natureza correlacionada dos dados.

De acordo com os gráficos de Bland e Altman, os limites de concordância de 95% entre os tubos de referência e os tubos adicionados de NaF foram mais alargados do que os limites de concordância de 95% entre os tubos de referência e os tubos adicionados de ácido cítrico durante a primeira e a segunda hora. Isto reflecte a grande variação das diferenças. Este estudo constatou que a maior parte das diferenças obtidas nas amostras de sangue tratadas com ácido cítrico se dispersava em torno da linha zero, enquanto as diferenças encontradas nas amostras de sangue tratadas com NaF eram maiores. No entanto, mostram que, mesmo na interpretação mais otimista, pode haver discrepâncias consideráveis entre os dois métodos e que o grau de concordância não é aceitável.

Embora o número de participantes com valores de glicose normais, com tolerância à glicose diminuída e diabéticos não esteja distribuído de forma homogénea, os resultados deste estudo mostraram que a diferença média mais elevada se verifica nas concentrações de glicose entre 110-125 mg/dL. Isto pode levar a que se percam os casos de pré-diabetes que se situam neste intervalo estreito de concentrações de glucose.

Os resultados do teste de McNermar revelaram que a sensibilidade do método de acidificação com ácido cítrico é superior à do NaF. Os testes com sensibilidade elevada são clinicamente úteis para excluir uma doença e, por conseguinte, o ácido cítrico é clinicamente mais útil no diagnóstico do diabetes. Também mostra que tanto o NaF como o ácido cítrico têm uma especificidade elevada, pelo que são clinicamente úteis para confirmar a presença de uma doença.

Tanto para o diagnóstico como para a avaliação do risco, são utilizados pontos de corte fixos das concentrações de glucose plasmática para classificar os doentes e tomar decisões relativamente ao tratamento. Por este motivo, todas as etapas do processo analítico requerem uma atenção especial. A falha do NaF na prevenção da glicólise leva a concentrações de glucose plasmática falsamente baixas e, potencialmente, à não deteção da diabetes e, especialmente, da pré-diabetes.

No nosso estudo, dos 13 indivíduos com uma concentração de glicose acima do ponto de corte diabético, de acordo com os critérios de diagnóstico da diabetes da OMS, as amostras tratadas com NaF conseguiram detetar 11 (84,6%) à 1st hora e apenas 9 (69,2%) à 2nd hora. Dos 13 indivíduos com concentrações de glucose pré-diabéticas, as amostras tratadas com NaF só conseguiram detetar 1

(7,7%) na 1ª hora e nenhum (0,0%) na 2ª hora.

Em contrapartida, a utilização de tubos de recolha de sangue contendo ácido cítrico interrompe a glicólise de forma mais eficaz e também pode detetar a diabetes e a pré-diabetes de forma considerável: 12 (92,3%) dos 13 diabéticos na 1st hr, bem como na 2nd hr e 8 (61,5%) dos 13 pré-diabetes na 1ª hr e 4 (30,8%) na 2nd hr.

Por conseguinte, a prevalência da diabetes será subestimada se o tubo contendo NaF for utilizado para efeitos de diagnóstico da diabetes, podendo também atrasar o tratamento dos doentes. A utilização de NaF não só conduz a erros na classificação dos doentes individuais, como também introduz ruído nos estudos epidemiológicos e de investigação.

Em conclusão, a recolha de amostras de sangue em tubos contendo ácido cítrico pode eliminar este inconveniente. É também evidente que, apesar do facto de o ácido cítrico anular a utilização de NaF, se a amostra for analisada no prazo de uma hora após a colheita, poderá obter-se um resultado mais fiável.

O conhecimento da variação intra-individual (dentro da pessoa) nas concentrações de FPG é essencial para uma interpretação significativa dos valores dos doentes (embora a variação biológica total inclua a variação dentro da pessoa e entre pessoas, a maioria dos debates centra-se na variação dentro da pessoa)[12] . Foi sugerido que a imprecisão não deve exceder metade do CV biológico intra-individual [41, 42]. Para a glucose plasmática, foi sugerido como objetivo de imprecisão um CV < 2,2%, com um viés de 0%[42] . Westgard propôs as seguintes especificações desejáveis para a glucose[43] : imprecisão analítica, < 2,9%; viés, < 2,2%; e erro total, < 6,9%. Em contrapartida, a perda de glucose em amostras de sangue contendo NaF é de 8,8% a 11,9% nas primeiras 1-2 horas após a colheita da amostra.

Por conseguinte, a utilização tradicional de NaF por si só não é satisfatória e é necessário avançar e mudar de tubos contendo NaF para um tubo contendo um inibidor glicolítico adequado, tendo este estudo evidenciado que o ácido cítrico pode ser um desses inibidores glicolíticos a utilizar no diagnóstico da diabetes.

10. Limitações

Os valores de corte fixos da glucose plasmática são utilizados para classificar os doentes e para gerir a doença. Quase todos os valores de corte de concentração atualmente definidos foram derivados de dados de glucose plasmática utilizando tubos de NaF[11] . Embora as directrizes da ADA também recomendassem a utilização de tampão citrato como um inibidor da glicólise rapidamente eficaz, o ácido cítrico foi um dos conservantes recentemente propostos e a sua utilização poderá exigir uma revisão dos limiares de corte da glicose para o diagnóstico da diabetes mellitus, recomendados pela ADA, pela Organização Mundial de Saúde e por outros organismos profissionais, utilizando novos dados de amostras que seguem as novas directrizes.

A segunda limitação é o ponto de corte de diabéticos entre nações. Existe uma variação étnica na distribuição dos diabéticos[40] . Não existem estudos que demonstrem os pontos de corte de diabéticos para a população do Sri Lanka. Assim, o verdadeiro ponto de corte para a deteção de indivíduos de alto risco pode ser superior/inferior ao valor utilizado neste estudo.

Consequentemente, não podemos interpretar estes dados como sugerindo que são necessários pontos de corte específicos da etnia para o diagnóstico da diabetes. Serão necessários dados prospectivos a longo prazo para chegar a essa conclusão.

Outra limitação considerável deste estudo foi o pequeno número de doentes diabéticos conhecidos e também um pequeno número de populações que se situam entre os intervalos estreitos da glicemia de jejum alterada. Outros factores que podem afetar os resultados, como a idade, o sexo, a dieta e a utilização de medicamentos, também não foram considerados[37] . Estes pontos devem ser considerados em estudos futuros.

As concentrações de glucose no sangue obtidas a partir do tubo de referência variaram entre 73 e 256 mg/dL, sendo a concentração média de glucose no sangue de 106,5 mg/dL + (DP 31,5). Embora o intervalo de concentração de glucose no sangue fosse amplo, a concentração média de glucose no sangue era comparativamente baixa. Este facto pode ser explicado pela diminuição do número de indivíduos com concentrações elevadas de glucose no sangue no presente estudo, ou seja, os valores >126 mg/dL consistiram apenas em 13 das 103 amostras. Por conseguinte, os efeitos do ácido cítrico em concentrações elevadas de glucose no sangue não são bem explicados.

Conclusões

(i)   A redução média absoluta da concentração de glucose no sangue no tubo contendo NaF ao fim de 1 hora foi de 8,9 mg/dL e a redução relativa foi de 8,8%

(ii)   A redução média da concentração de glicose no sangue no tubo contendo NaF às 2 horas foi de 12,2 mg/dL e a redução relativa foi de 11,9%

(iii)   A redução média da concentração de glucose no sangue no tubo contendo ácido cítrico ao fim de 1 hora foi de 2,3 mg/dL e a redução relativa foi de 2,2%

(iv)   A redução média da concentração de glicose no sangue no tubo contendo ácido cítrico às 2 horas foi de 4,4 mg/dL e a redução relativa foi de 4,1%

(v)   A redução média da concentração de glicose no sangue foi significativamente menor no tubo contendo ácido cítrico em comparação com o tubo contendo NaF (valores de $P < 0,001$ em ambos os intervalos de 1 hora e 2 horas).

(vi)   Com base na capacidade de diagnóstico, os tubos com ácido cítrico são clinicamente superiores aos tubos com NaF no diagnóstico do diabetes.

(vii)   O tratamento de amostras de sangue com ácido cítrico (Acidificação de amostras de sangue) minimiza o risco de diagnóstico incorreto de diabetes e pré-diabetes e a sua preparação é também consideravelmente simples como a do NaF e pode ser obtida nas instalações do laboratório. Desta forma, seria uma alternativa simples e mais fiável à utilização de NaF na preservação *in vitro* da glucose no sangue.

Recomendações

Neste estudo, verificámos que as amostras de sangue tratadas com NaF apresentam uma redução significativa da concentração de glicose no sangue. Por conseguinte, não se deve confiar nas amostras de sangue tratadas com NaF para evitar a glicólise. Para obter resultados exactos, seguir as directrizes e recomendações mais recentes da OMS e da ADA para análises laboratoriais no diagnóstico e tratamento da diabetes mellitus, que incluem a medição imediata da glicose após a colheita através de testes próximos do doente, a separação imediata do plasma, a colheita da amostra num recipiente com inibidores da glicólise e a sua colocação em água gelada até à separação antes da análise[2] e a utilização de um tubo com um inibidor da glicólise rapidamente eficaz, como o tampão citrato, para a colheita de amostras de sangue[12].

Por conseguinte, existe uma variação étnica na distribuição dos diabéticos; recomendamos também vivamente que o verdadeiro valor de corte para o diagnóstico da diabetes na população do Sri Lanka seja determinado no futuro, a fim de diagnosticar com precisão a diabetes e a pré-diabetes entre os cingaleses.

A redução da concentração de glicose e a estabilidade do pH em amostras de sangue tratadas com ácido cítrico devem ser monitorizadas durante um longo período de tempo e numa vasta gama de concentrações de glicose, para se chegar a uma conclusão definitiva sobre a utilização do ácido cítrico como conservante da glicose no sangue.

Este estudo deveria também ser repetido com um grande número de doentes pré-diabéticos e diabéticos, a fim de se chegar a uma conclusão clara.

Referências

Federação Internacional de Diabetes. IDF Diabetes Atlas, 6ª edição. Bruxelas, Bélgica:
Federação Internacional de Diabetes, 2013.

Organização Mundial de Saúde. Definição e diagnóstico da diabetes mellitus e
hiperglicemia intermédia. Relatório de uma consulta OMS/FID Genebra: OMS; 2006.

Katulanda P, Constantine GR, Mahesh JG, Sheriff R, et al. Prevalência e projecções de
diabetes e pré-diabetes em adultos no Sri Lanka - Sri Lanka Diabetes, Cardiovascular
Study (SLDCS), Diabetic Medicine. *2008; 25:1062-9*

http://www.diabetessrilanka.org.

Organização Mundial de Saúde, Ministério da Saúde e Departamento de Bioquímica,
Instituto de Investigação Médica. Sri Lanka manual on Standard operation procedures,
sample collection and reference ranges for Clinical chemistry 2007.

http://whosrilanka.healthrepository.org/handle/123456789/236

O Comité Internacional de Peritos. Relatório do Comité Internacional de Peritos sobre o
papel do ensaio A1c no diagnóstico da diabetes. *Diabetes Care 2009; 32:1327-34*

Organização Mundial de Saúde. Utilização da Hemoglobina Glicada (HbA1c) no
Diagnóstico da Diabetes Mellitus. Relatório abreviado de uma consulta da OMS: OMS;
2011.

Associação Americana de Diabetes. Padrões de cuidados médicos em diabetes - 2010.
Diabetes Care 2010; 33 (Suppl. 1):S11-61

Associação Americana de Diabetes. Testes de glicemia na diabetes. *Diabetes Care
2001;*

24 (Suppl. 1):S80-2

Federação Internacional de Diabetes. Grupo de trabalho. Directrizes globais para a diabetes tipo 2. *Bruxelas: IDF; 2005.p 1-11*

Saudek CD, Herman WH, Sacks DB, Bergenstal RM, Edelman D, Davidson MB. A new look at screening and diagnosing diabetes mellitus. *J Clin Endocrinol Metab 2008; 93:2447-53*

Gambino R. Fluoreto de sódio: um inibidor ineficaz da glicólise. *Ann Clin Biochem 2013; 50: 3-5*

Sacks DB, Arnold M, Bakris GL, Bruns DE, Horvath AR, Kirkman MS, et al; Associação Americana de Diabetes. Directrizes e Recomendações para a Análise Laboratorial no Diagnóstico e Gestão da Diabetes Mellitus. *Diabetes Care 2011; 34:e61-e99.*

Bruns DE, Knowler WC. Estabilização da glucose em amostras de sangue: porque é importante. *Clin Chem 2009; 55:850-2.*

Sidebottom RA, Williams PR, Kanarek KS. Determinações de glicose no plasma e no soro: erro potencial relacionado com o aumento do hematócrito. *Clin Chem 1982; 28:190-2.*

Carl A. Burtis, Edward R. Ashwood, et al. TIETZ text book of fundamentals of clinical Biochemistry. *6th Edition, 2008.*

Chan AY, Swaminathan R, Cockram CS. Eficácia do fluoreto de sódio como conservante da glucose no sangue. *Clin Chem 1989; 35:315-7*

Ladenson JH. Fontes não analíticas de variação nos resultados de química clínica. In: Sonnenwirth A, Jarett L, eds. Clinical Laboratory Methods and Diagnosis. *St. Louis, Mo: CV Mosby; 1980:149-92.*

Mikesh L, Bruns DE. Stabilization of Glucose in Blood Specimens: Mecanismo de atraso na inibição da glicólise por fluoreto. *Clin Chem 2008; 54:930-2.*

Gambino R, Piscitelli J, Ackattupathil TA, Theriault JL, Andrin RD, Sanfilippo ML, et al. A acidificação do sangue é superior ao fluoreto de sódio isolado como inibidor da glicólise. *Clin Chem 2009; 55:1019-21.*

Norman M, Jones I. The shift from fluoride/oxalate to acid citrate/fluoride blood collection tubes for glucose testing - the impact upon patient results. *Clin chem 2014; 47: 683-5*

Ridefelt P, Åkerfeldt T, Helmersson-Karlqvist J. Aumento dos níveis de glucose no plasma após a mudança de recomendação de tubos de colheita de sangue de NaF para citrato. *Clin Chem 2014; 47: 625-62.*

Uchida K, Okuda S, Tanaka K, inventores; Terumo Corporation, cessionário. Método de inibição da glicólise em amostras de sangue. *outubro de 1988. Patente dos E.U.A. nº 4,780,419.*

VENOSAFE TERUMO CORPORATION, Método de trabalho dos aditivos da mistura FC, *Publicado por Terumo Europe N.V.LA 03GB-0505TE-IV(03.13)E*

Federação Internacional de Diabetes. IDF Diabetes Atlas, 3ª edição. Bruxelas, Bélgica: Federação Internacional de Diabetes, 2008.

Organização Mundial de Saúde. Directrizes sobre Procedimentos Operacionais Normalizados para a Química Clínica. OMS; 2000.

Nakashima et al. D-mannose as a Preservative of Glucose in Blood Samples (D-manose como conservante da glucose em amostras de sangue). *Clin Chem 1987; 33:708-10*

Burrin JM, Price CP. Medição da glucose no sangue. *Ann Clin Biochem 1985; 22:327-42.*

Ho CS, Fung SLM, Chan AYW. Interferência da manose na medição da glucose pelo método da glucose oxidase e da hexoquinase [Carta]. *Clin Chem 1991; 37:477.*

Chan AYW, Ho CS, Chan TYK, Swaminathan R. D-Mannose como conservante da glucose em amostras de sangue. *Clin Chem 1992; 38:411-3.*

Best L, Thornalley PJ. Trioses e substâncias relacionadas: ferramentas para o estudo da função das células a pancreáticas. *Biochem Pharmacol 1999; 57:5*

Krebs HA, Lund P. Formação de glucose a partir de hexoses, pentoses, polióis e substâncias afins no córtex renal. *Biochem J 1966; 98:210-4.*

Thornalley PJ, Stern A. The effect of glyceraldehyde on red cells: haemoglobin status, oxidative metabolism and glycolysis. *Biochim Biophys Ata 1984; 804:308-23.*

Michael Landt. Glyceraldehyde Preserves Glucose Concentrations in Whole Blood Specimens (O gliceraldeído preserva as concentrações de glucose em amostras de sangue total). *Clin Biochem 2000; 46:1144-9*

Dr. Ketan K. Mangukiya, Dr. Punit Saxena, et al. Comparação de inibidores alternativos da glicólise com fluoreto para preservação do sangue para glicose e outros exames de química clínica comuns. *NJIRM 2013; 4(3).maio- junho*

Waring WS, Evans LE, Kirkpatrick CT. Glycolysis inhibitors negatively bias blood glucose measurements: potential impact on the reported prevalence of diabetes mellitus". *J Clin Pathol. 2007; 60:820-3. DOI: 10.1136/jcp.2006.039925*

Turchiano M, Nguyen C, Fierman A, Lifshitz M, Convit A. Impact of blood sample collection and processing methods on glucose levels in community outreach studies (Impacto dos métodos de recolha e processamento de amostras de sangue nos níveis de glucose em estudos de proximidade). *Journal of environmental & public health. 2013; 2013: 256151.*

Sudjaroen Yuttana. Nível de glicose no sangue de amostras de plasma preparadas com anticoagulantes fluoreto de sódio e heparina de lítio para o diagnóstico de diabetes mellitus. *Investigação Científica e Ensaios, 2014; 9:48-51. DOI: 10.5897/SRE2014.5806. ISSN 1992-2248 © 2014 Revistas Académicas*

http://www.academicjournals.org/SRE

Bueding E, Goldfarb W. O efeito do fluoreto de sódio e do iodoacetato de sódio na glicólise no sangue humano. *J Biol Chem 1942; 141:539-44.*

Nahid Sultana Sumi, M. Ataharul Islam, Md. Akhtar Hossain. Avaliação e cálculo de testes de diagnóstico: Uma alternativa simples. *Boletim da Sociedade de Ciências Matemáticas da Malásia. 2014; 37:411-423.*

Anand SS, Razak F, Vuksan V, et al. Estratégias de diagnóstico para detetar intolerância à glucose numa população multiétnica. *Diabetes Care 2003; 26:290-6.*

Stockl D, Baadenhuijsen H, Fraser CG, Libeer JC, Petersen PH, Ricos C. Objectivos analíticos de rotina desejáveis para as quantidades ensaiadas no soro. Documento de discussão dos membros do Grupo de Trabalho A de Avaliação Externa da Qualidade (EQA) sobre objectivos analíticos em medicina laboratorial. *Eur J Clin Chem Clin Biochem 1995;33:157-69*

Fraser CG. A necessidade de conseguir um bom desempenho laboratorial. *Diabet Med 1990;7:490-3*

Westgard QC. Especificações desejáveis para o erro total, a imprecisão e o viés, derivados da variação biológica. http://www.westgard.com/biodatabase1.htm. abril de 2015

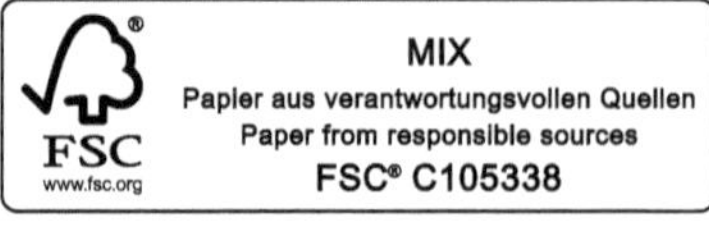

Printed by Books on Demand GmbH, Norderstedt / Germany